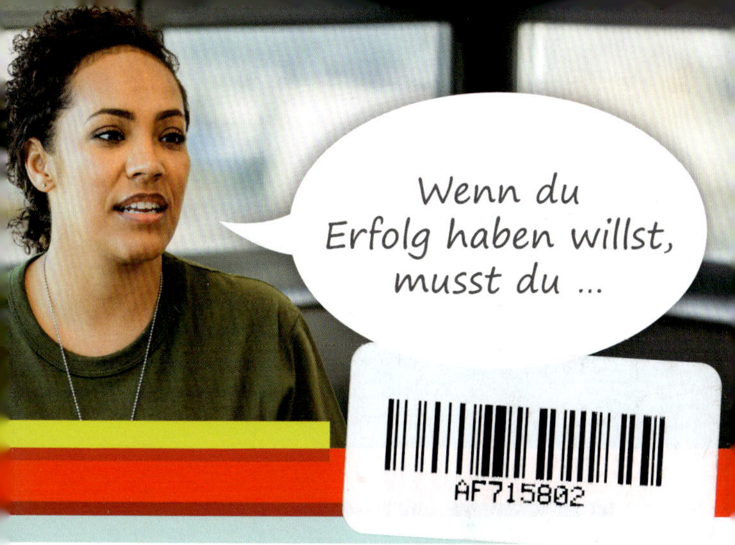

Melanie Gräßer
Eike Hovermann

Satzergänzungen für Erwachsene

180 Karten mit Satzanfängen
für die therapeutische Arbeit

DOWNLOAD

hogrefe

Dipl.-Psych. Melanie Gräßer, geb. 1971. 1992–1998 Studium der Psychologie in Konstanz, in Guelph, Ontario (Kanada) sowie Bonn. 1999–2002 Vollzeit-Verhaltenstherapieausbildung in der psychosomatischen Fachklinik St. Franziska-Stift, Bad Kreuznach. 2002–2010 als Psychologin in verschiedenen Einrichtungen und Kliniken in Kall, Bonn, Memmingen und Köln tätig. 2010–2013 als Psychologische Psychotherapeutin in eigener Praxis in Leverkusen und seit 2013 in eigener Praxis für Kinder, Jugendliche und Erwachsene in Lippstadt niedergelassen. Zudem als Gutachterin, Dozentin und Supervisorin tätig.

Eike Hovermann jun., geb. 1967. Seit 2023 als strategischer Berater tätig, davor über 25 Jahre geschäftsführender Gesellschafter der Akademie für die Deutsche Wirtschaft und Gründer und Geschäftsführer der Akademie für Kindergarten, Kita und Hort.

Hogrefe Verlag GmbH & Co. KG
Merkelstraße 3
37085 Göttingen
Deutschland
Tel. +49 551 999 50 0
Fax +49 551 999 50 111
verlag@hogrefe.de
www.hogrefe.de

Umschlagabbildung: © gettyimages.de / SDI Productions
Satz: Sarah Haase, Hogrefe Verlag GmbH & Co. KG, Göttingen
Druck: Pario Print Sp. z o.o., Kraków
Printed in Poland
Auf säurefreiem Papier gedruckt

1. Auflage 2024

ISBN 978-3-8017-3276-9

Inhaltsverzeichnis

Vorwort

Es klingt unglaublich, aber der Satzergänzungstest gehört wahrscheinlich zu den Instrumenten, die am häufigsten in der psychotherapeutischen Diagnostik eingesetzt wird. Es gibt keine standardisierte Version, dafür aber unzählige, von Personen, die mit den Satzergänzungen arbeiten, erstellte Varianten. Die Auswertung und Interpretation des Satzergänzungstests als projektives Verfahren ist nicht quantifizierbar, frei interpretierbar und allen Anwendenden sollte klar sein, dass seine Aussagekraft deshalb auch nur begrenzt sein kann.

Trotz dieser Vorbehalte und Beschränkungen liefert die Arbeit mit Satzergänzungen eine Vielzahl an Ansatzmöglichkeiten für die Diagnostik im therapeutischen oder beratenden Kontext sowie das Coaching und die Supervision von Erwachsenen. Häufig gibt sie Hinweise zu Konflikten, Ressourcen, Beziehungsproblemen, Ängsten, Hoffnungen und auch Lebensentwürfen und Wünschen, die wir manchmal erst in längeren Gesprächen herausgefunden hätten.

Wenn Sie sich als Nutzerin oder Nutzer dieses Kartensets der Tatsache bewusst sind, dass die Antworten und Satzergänzungen immer nur Ausgangspunkt für Hypothesen sein können, die Sie dann im Verlauf der Diagnostik, Therapie und Beratung oder des Coachings weiter erforschen und vertiefen, werden Sie feststellen, dass dieses Satzergänzungskartenset Ihre praktische Arbeit bereichert.

Mithilfe dieses Sets und seiner 180 Karten erhalten Sie häufig einen größeren und differenzierteren Einblick in die Sichtweise von Erwachsenen, als dies vielleicht mit einem klassischen Gespräch und nur in einer deutlich längeren Zeitspanne möglich wäre.

Danksagung

Wir bedanken uns ganz herzlich bei allen Menschen, die uns bei der Entwicklung, Testung und Optimierung dieses Satzergänzungskartensets unterstützt haben. Unser besonderer Dank gilt den zahlreichen kleinen und großen Tester:innen, die uns geholfen haben, das Set noch besser zu machen.

Hier nur eine kleine Auswahl der unzähligen Tester:innen: Alma, Nora, Jana, Mia, Clara, Josi, Vanessa, Katrin, Kristina, Anja, Verena, Sina, Claudia, Jochen und Svenja, Heide und Manfred, Barbara und Eike.

Besonderers erwähnen möchten wir Hanna Lodder, die uns mit ihren vielen Anmerkungen und Verbesserungsvorschlägen geholfen hat, die Satzergänzungskarten zu optimieren.

Wir wünschen Ihnen und allen, die mit dem Kartenset arbeiten, ganz viel Spaß, Freude, Erfolg, Tiefgang und viele spannende Erkenntnisse!

Lippstadt und Mallorca,
Frühjahr 2024

Melanie Gräßer
und *Eike Hovermann*

1 Theoretischer Hintergrund

Der Satzergänzungstest selbst geht ursprünglich auf Hermann Ebbinghaus zurück. Dieser führte bereits 1896 mit Schulkindern eine Art Satzergänzungstest durch, um zu untersuchen, wie sich Ermüdung auf deren Leistungsfähigkeit auswirkt (Ebbinghaus, 1909). Die erstmalige Veröffentlichung eines Satzergänzungstests folgte erst über 50 Jahre später von Rotter und Rafferty (Rotter, 1950; Rotter & Rafferty, 1950). Ausgehend von dieser ersten Veröffentlichung gab es im Laufe der Zeit zahlreiche veränderte, angepasste oder auch weiterentwickelte Varianten.

Satzergänzungsverfahren werden in unterschiedlichen Bereichen eingesetzt, beispielsweise im Sport, in der Personalauswahl oder in der Klinischen Psychologie. Während Satzergänzungen in der Klinischen Psychologie diagnostische Zwecke erfüllen und Ansatzpunkte für die Therapie oder Beratung liefern, geht es im Personalbereich vor allem darum, implizite Einstellungen und Erwartungen zu ergründen (Hüttner, 1988; Rauchfleisch, 2001). Publizierte Versionen des Satzergänzungstests finden sich in der Klinischen Psychologie zum Beispiel bei Derichs (1977) oder Rauchfleisch (2001), die in ihrer Länge und Thematik variieren. Eine offizielle Form für den Einsatz in der Diagnostik und Psychotherapie liegt bisher nicht vor. Ein ähnliches Bild ergibt sich für die Bereiche Personalauswahl, Coaching und Supervision. Methodisch bauen anerkannte (Test-)Verfahren zwar auf Satzergänzungen auf (z. B. Sauter & Staudt, 2016), offizielle Versionen sind jedoch nicht verfügbar.

Satzergänzungen gehören in die Gruppe der projektiven Verfahren, bei denen die Proband:innen zu mehrdeutigem Stimulusmaterial eigene freie Assoziationen bilden. Dabei handelt es sich um eine assoziative Methode, die nicht normiert ist und bei der mündlich oder schriftlich vorgelegte Satzanfänge so spontan wie möglich vervollständigt werden sollen. Die Stimulusvorlagen werden inhaltlich bewusst möglichst unbestimmt belassen, sodass die Proband:innen möglichst wenig Vorgaben und Anlehnungen an erwünschte Erwartungen haben. Durch diese fehlenden Vorgaben sind die Proband:innen eher geneigt, Informationen aus ihrer eigenen Erlebniswelt zu verwerten. Deshalb besteht die Erwartung, dass die Proband:innen ihre eigenen Emotionen und Motive in die Vorlage hineinprojizieren und diese offenlegen. Die Grundidee der projektiven Verfahren liegt in der Tiefenpsychologie. Hier wird angenommen, dass sich in den freien Assoziationen der Proband:innen unter anderem die Inhalte niederschlagen, die dem Bewusstsein häufig nicht immer oder ohne Weiteres zugänglich sind (Dorsch, 2009; Fisseni, 1990).

In der testtheoretischen Fachwelt werden projektive Verfahren aufgrund ihrer zumeist fehlenden Informationen zu den Gütekriterien wie Normierung, Reliabilität, Stabilität und Validität eher kritisch gesehen (Allesch, 1991; Fisseni, 1990; Häcker, Leutner & Amelang, 1998). Allerdings erscheint „der aus diesen Gründen zu beobachtende Verzicht auf solche Verfahren [. . .] nicht gerechtfertigt, da projektive Verfahren Informationen liefern, die durch strukturierte Tests nicht zu gewinnen sind“ (Leichner, 1983, S. 83). So weisen zum Beispiel Grawe und Grawe-Gerber (1999) darauf hin, dass gerade die offenen Formulierungen in projektiven Verfahren zu kreativen Antworten anregen. Dadurch können Vorstellungskraft, Ideenreichtum und Ausdrucksfähigkeit als Ressourcen genutzt werden, die für die Behandlungsmotivation und den Therapieerfolg eine wesentliche Rolle spielen (Grawe & Grawe-Gerber, 1999).

Das Leibniz-Institut für Psychologie (ZPID, 2023) unterteilt projektive Verfahren in seinem Verzeichnis für Testverfahren in folgende Untergruppen: Projektive Zeichentests, Projektive Spieltests, Projektive verbal-thematische Verfahren, Projektive Farbtests, Projektive Formdeuteverfahren, Graphologische Verfahren und

Sonstige Projektive Verfahren. Satzergänzungen zählen hierbei zu den projektiven verbal-thematischen Verfahren.

Zusammenfassend sind Satzergänzungen ein projektives Verfahren, bei dem Proband:innen angefangene Sätze möglichst spontan vollenden sollen. Die vollendeten Satzanfänge werden nach Einstellungen oder Vorurteilen interpretiert. Satzergänzungsverfahren arbeiten mit der freien Assoziation und sind ein weit verbreitetes diagnostisches Instrument in der psychotherapeutischen Arbeit mit Kindern, Jugendlichen und Erwachsenen, werden bei Erwachsenen aber auch in anderen Bereichen, wie Personal, Coaching und Supervision, häufig genutzt.

Literatur

Allesch, C. G. (1991). Über die Vorteile der Nachteile projektiver Techniken. *Diagnostica, 37*, 93–96.

Derichs, G. (1977). Satzergänzungsverfahren als Instrument des Intake. *Praxis der Kinderpsychologie und Kinderpsychiatrie, 26*, 142–149.

Ebbinghaus, H. (1909). *Abriss der Psychologie*. Berlin: De Gruyter. https://www.doi.org/10.1515/9783112668061

Fisseni, H. J. (1990). *Lehrbuch der psychologischen Diagnostik*. Göttingen: Hogrefe.

Grawe, K. & Grawe-Gerber, M. (1999). Ressourcenaktivierung: Ein primäres Wirkprinzip der Psychotherapie. *Psychotherapeut, 44*, 63–73. https://www.doi.org/10.1007/s002780050149

Häcker, H., Leutner, D. & Amelang, M. (Hrsg.). (1998). *Standards für pädagogisches und psychologisches Testen: Supplementum 1/1998 der »Diagnostica« und der »Zeitschrift für Differentielle und Diagnostische Psychologie«*. Göttingen: Hogrefe.

Häcker, H. O. & Stapf, K.-H. (Hrsg.). (2009). *Dorsch Psychologisches Wörterbuch* (15., überarbeitete und erweiterte Aufl.). Bern: Hans Huber.

Hüttner, M. (1988). *Grundzüge der Marktforschung.* Berlin: De Gruyter. https://www.doi.org/10.1515/9783110865998

Leibniz-Institut für Psychologie. (2023). *Verzeichnis Testverfahren. Kurznamen. Langnamen. Autoren. Testrezensionen* (29., aktualisierte Aufl.). Trier: Herausgeber. Verfügbar unter: https://psyndex.de/tests/testverzeichnisse/

Leichner, R. (1983). Diagnostik. In R. Asanger & G. Wenninger (Hrsg.), *Handwörterbuch der Psychologie* (3. Aufl.; S. 80–85). Weinheim: Beltz.

Rauchfleisch, U. (2001). *Kinderpsychologische Tests. Ein Kompendium für Kinderärzte* (3. überarbeitete und erweiterte Aufl.). Stuttgart: Georg Thieme. https://www.doi.org/10.1055/b-0034-5336

Rotter, J. B. (1950). *The Rotter Incomplete Sentences Blank.* New York, NY: The Psychological Corporation.

Rotter, J. B. & Rafferty, J. E. (1950). *Manual: The Rotter Incomplete Sentences Blank. College Form.* New York, NY: The Psychological Corporation.

Sauter, W. & Staudt, A.-K. (2016). *Kompetenzmessung in der Praxis: Mitarbeiterpotenziale erfassen und analysieren.* Wiesbaden: Springer Gabler. https://www.doi.org/10.1007/978-3-658-11904-1

2 Anwendung von Satzergänzungen bei Erwachsenen

Bei einigen Proband:innen ist die Arbeit mit Satzergänzungen nicht so beliebt, weil sie mit viel Lese- und Schreibaufwand verbunden ist. Karten mit den Satzanfängen bieten hier eine attraktive und praktische Alternative zu klassischen Paper-Pencil-Verfahren. Die Satzergänzungen auf Karten können direkt im Gespräch mit erwachsenen Personen beantwortet werden und sind ideal geeignet, um schnell ins Gespräch zu kommen.

Dieses spezielle Kartenset baut auf vorhandenen Satzergänzungen auf. Bei der Entwicklung wurde besonders darauf geachtet, möglichst alle Lebensbereiche, viele Interessen, persönliche Fragestellungen und zeitgemäße Einflüsse von erwachsenen Personen zu berücksichtigen. Dadurch können die Satzanfänge auf ganz unterschiedliche Art und Weise angewendet werden.

Alter

Das Kartenset eignet sich für die Arbeit mit Personen ab 18 Jahren. Natürlich kann es auch bei jüngeren Personen eingesetzt werden. Achten Sie hierbei neben dem Lebensalter unbedingt auch immer auf das Entwicklungsalter der Personen, mit denen Sie die Satzergänzungen durchführen möchten.

Setting

Die Satzergänzungskarten sind für Gespräche zu zweit (zwischen Klientin oder Klienten und anwendender Person) im Einzelsetting konzipiert. Möglich sind aber auch Varianten für Paare oder in Gruppen (siehe Kapitel 4).

Anwendungsbereiche

Die Anwendung des Kartensets ist sehr vielseitig. Im klinischen Kontext sind die Satzergänzungskarten für die klassische Psychotherapie im ambulanten und stationären Bereich geeignet. Darüber hinaus bereichert das Kartenset die Arbeit in Beratungsstellen, Gruppen, wie Trauergruppen, oder der Paarberatung bzw. -therapie. Aber auch im Coaching, in der Supervision oder in Trainings wird vom Einsatz der Satzergänzungen profitiert.

Indikation und Kontraindikation

Im eigentlichen Sinne bestehen keine Kontraindikationen. Die Satzergänzungskarten sind prinzipiell mit jeder erwachsenen Person nutzbar. Natürlich gilt es, wie in Ihrer sonstigen Arbeit auch, besonders sensibel für bestimmte Themen, beispielsweise bei traumatisierten Erwachsenen oder Personen mit bestimmten Erkrankungen, zu sein. Falls Sie unsicher sind, ob der Einsatz der Satzergänzungen sinnvoll ist, lassen Sie Ihr (therapeutisches) Gespür und Ihre Erfahrung entscheiden.

Berücksichtigung möglicher Auslösereize

Beachten Sie, dass einige Satzergänzungen mögliche Auslösereize enthalten können. Seien Sie bei entsprechend betroffenen Personen besonders aufmerksam und prüfen Sie ggf. vorab die Satzanfänge in Tabelle 1 auf mögliche Trigger bzw. Auslösereize. Sortieren Sie solche Satzanfänge vorher aus.

Wenn Sie feststellen, dass es einer Person, die die Satzanfänge vervollständigt, sehr schlecht geht oder sie suizidal ist, sollten Sie vor der weiteren Arbeit mit den Satzergänzungen eine psychiatrische Abklärung oder, bei akuter Suizidalität, ggf. eine stationäre Behandlung einleiten. Sollten Sie nicht psychotherapeutisch ausgebildet sein, holen Sie sich Hilfe von entsprechenden Fachleuten. Nutzen Sie das Kartenset nur, wenn Sie vom (therapeutischen) Nutzen und Informationsgewinn überzeugt sind.

Empfehlungen bei eingeschränkter Lesekompetenz

Holen Sie Ihre Klient:innen generell immer bei deren jeweiligem Kenntnis- und Entwicklungsstand ab, um unangenehme Gefühle oder Rückzugsverhalten zu vermeiden.

Bei folgenden Gruppen sollten Sie zudem weitere Punkte beachten:

- Personen mit Schwierigkeiten beim Lesen und/oder einer Lese-Rechtschreibstörung
- Personen, die (noch) nicht lesen können
- Personen, deren Muttersprache nicht Deutsch ist

Wenn Sie das Kartenset in diesen Gruppen anwenden, haben sich in der Praxis folgende Dinge bewährt:

- Lesen Sie bei vorhandener, aber schlechter Lesekompetenz, abwechselnd vor.
- Teilen Sie das Vorlesen auf: Lesen Sie beispielsweise längere und Ihre Klientin oder Ihr Klient kürzere Satzanfänge vor.
- Wenn Personen (noch) nicht lesen können, übernehmen Sie selbst, andere Gruppenmitglieder oder Bezugspersonen das Vorlesen. Lassen Sie die betroffene Person selbst entscheiden, wer vorlesen soll.
- Wenn die Muttersprache nicht Deutsch ist, vergewissern Sie sich, ob Wortbedeutungen und der Sinn der Satzanfänge richtig erfasst werden.

Merke

Wichtig ist, dass Ihre Klient:innen die Lust an den Satzergänzungen nicht verlieren (weil zum Beispiel das (Vor-)Lesen so viel Zeit in Anspruch nimmt). Bleiben Sie spontan und variieren Sie notfalls. Lassen Sie Ihr (therapeutisches) Gespür entscheiden.

3 Beschreibung der Karten

Das Kartenset enthält 180 nummerierte Karten mit Satzanfängen aus 17 Kategorien. Auf der Vorderseite der Karte finden Sie den jeweiligen Satzanfang, auf der Rückseite die dazugehörige Nummer.

Kategorien

Im Folgenden erhalten Sie einen Überblick über die 17 Kategorien mit Nummern, Beschreibung und jeweils zwei Musterkarten pro Kategorie.

Familie und Herkunft (Karten 1 bis 10). Satzergänzungen rund um die eigene Familie, Bezugspersonen und Heimat. Durch die Satzanfänge gelingt häufig ein schneller Einstieg und Überblick in das familiäre Bezugssystem sowie die Bedeutung von Heimat für die Klient:innen.

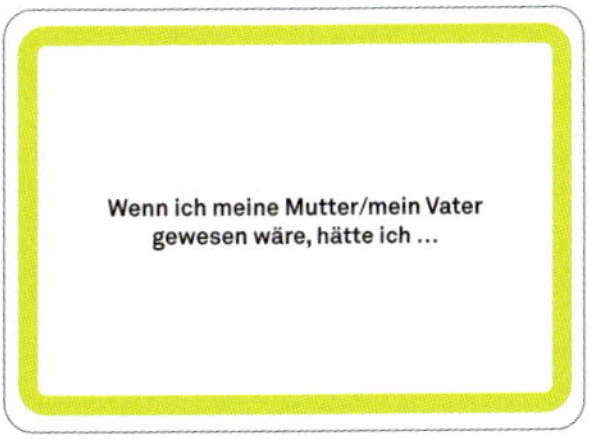

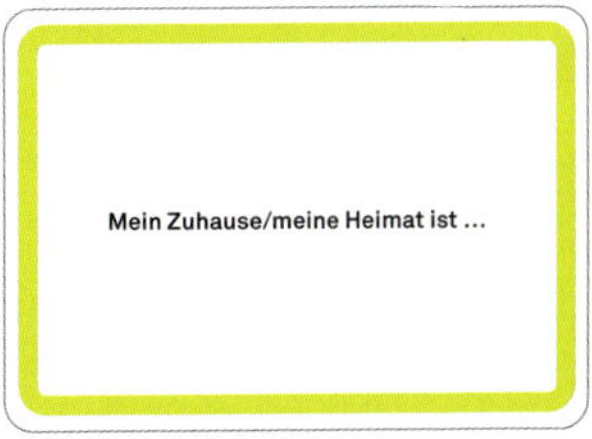

Entwicklung (Karten 11 bis 27). Satzergänzungen zur Entwicklung der Klient:innen. Die Bandbreite reicht von kleinen Ereignissen bis hin zu möglicherweise schwierigen Erfahrungen, wie zum Bei-

spiel mit Trauer, Tod oder Verlust. Die Auswahl an lebensgeschichtlichen Satzanfängen provoziert häufig sehr spannende Satzergänzungen. Ein Schwerpunkt liegt auf der Auseinandersetzung mit dem Tod.

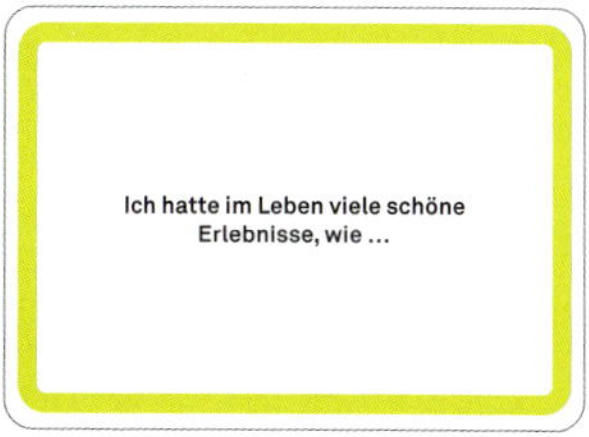

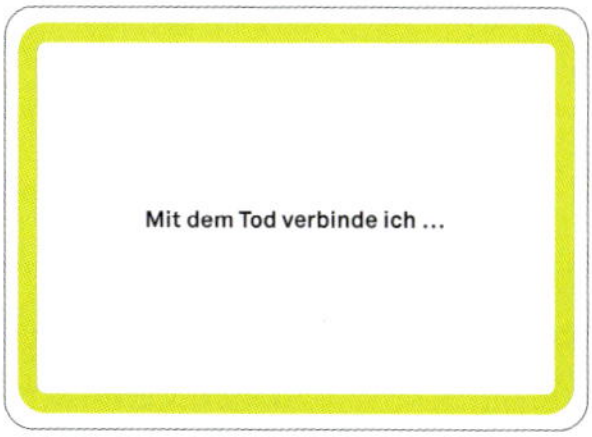

Freund:innen und Bekannte (Karten 28 bis 34). Satzergänzungen zu Freund:innen und Bekannten der Klient:innen. Dadurch gelingt ein Einblick in das persönliche Umfeld und wichtige Bezugspersonen.

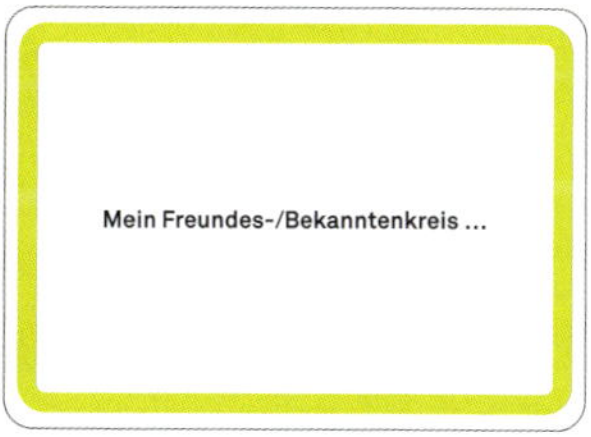

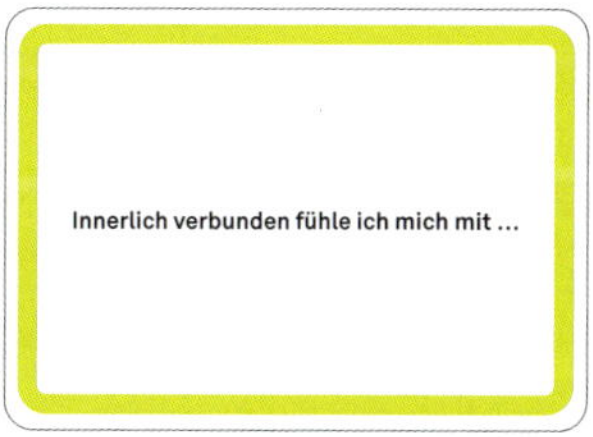

Liebe und Identität (Karten 35 bis 46). Satzergänzungen zur eigenen Rolle und eigenen geschlechtlichen Identität der Klient:innen. Damit verbunden sind die Themen Partnerschaft und Sexualität.

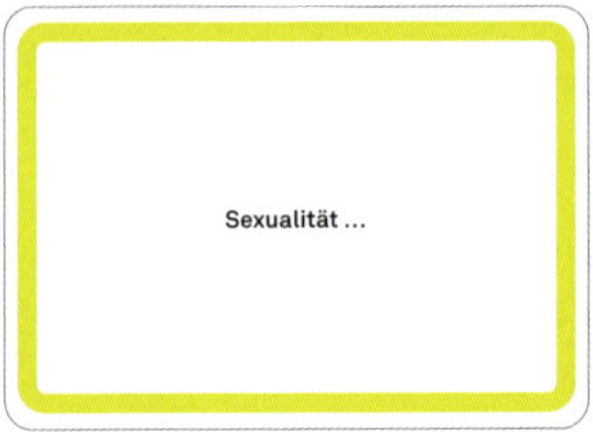

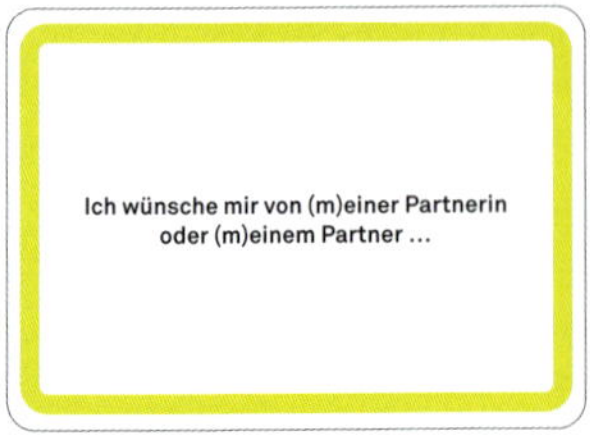

Ressourcen (Karten 47 bis 60). Satzergänzungen zu Copingstrategien und Ressourcen. Mit diesen wichtigen Satzanfängen werden relevante Fragestellungen und erste mögliche Ansatzpunkte für die spätere (therapeutische) Arbeit sowie Ziele für das Coaching aufgedeckt.

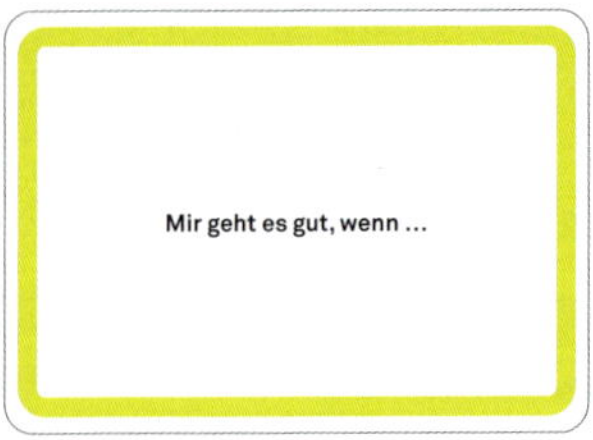

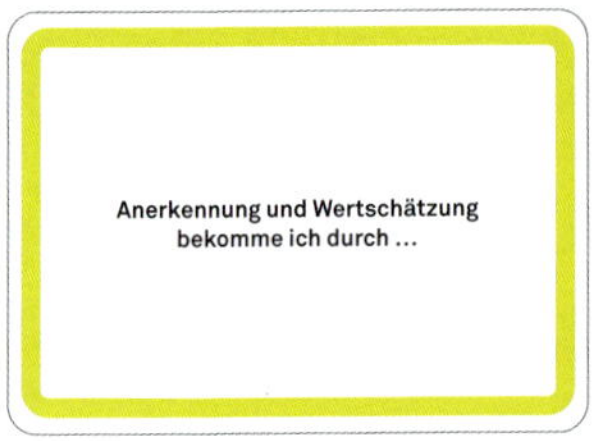

Vorbilder (Karten 61 bis 64). Satzergänzungen zu Vorbildern und Modellen der Klient:innen. Mit diesen Satzanfängen erfahren Sie häufig auch, welche Eigenschaften Ihren Klient:innen wichtig sind. Vorbilder und Modelle lassen sich im therapeutischen Kontext oft auch gut als „Helfer:innenfiguren" nutzen.

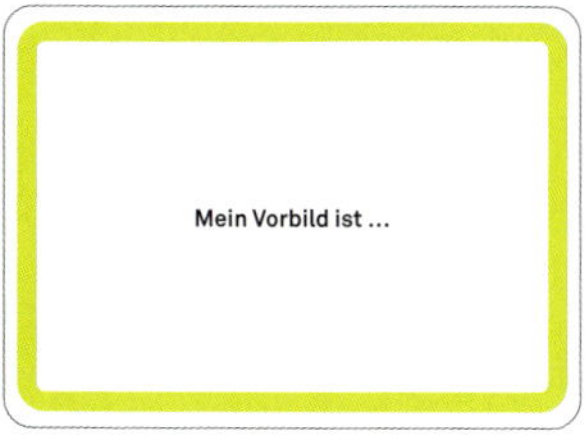
Mein Vorbild ist …

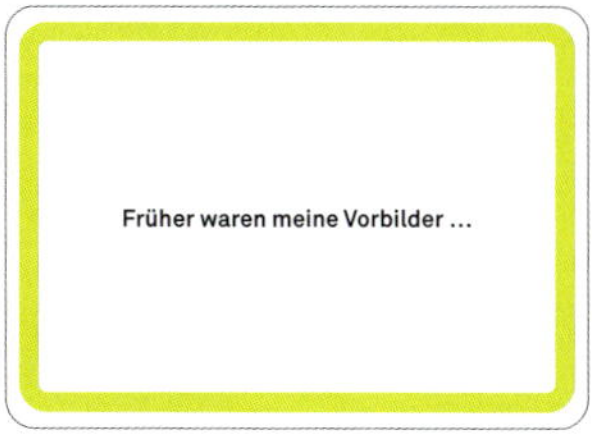

Bildung, Arbeit und Ruhestand (Karten 65 bis 73). Satzergänzungen zum Bildungsweg, zur Arbeit und zum Ruhestand, was in der Regel einen wesentlichen Teil des Lebens von erwachsenen Personen ausmacht. Durch diese Satzanfänge bekommen Sie schnell einen guten Einblick in die Einstellungen und das Verhältnis der Klient:innen zur Arbeit und zum Ruhestand.

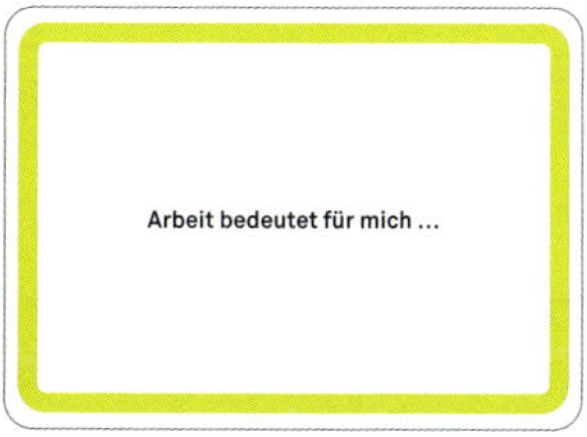
Arbeit bedeutet für mich …

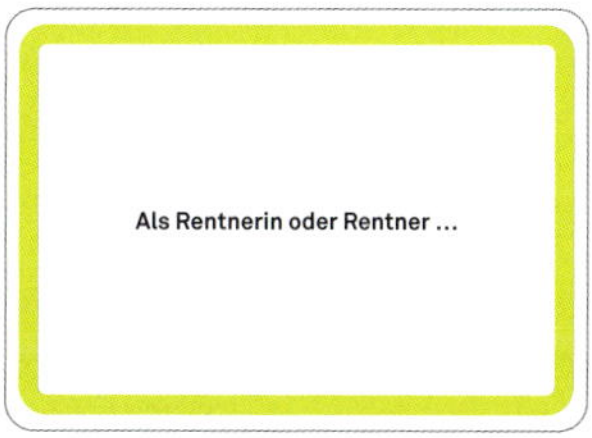
Als Rentnerin oder Rentner …

Über mich (Karten 74 bis 93). Explizite und spezifische Satzergänzungen zur betroffenen Person selbst. Die zahlreichen Satzanfänge zu Selbsteinschätzungen ermöglichen einen tiefen Einblick in die Gedanken- und Gefühlswelt Ihrer Klient:innen, wodurch aufgedeckt wird, wie sich die Person selbst sieht.

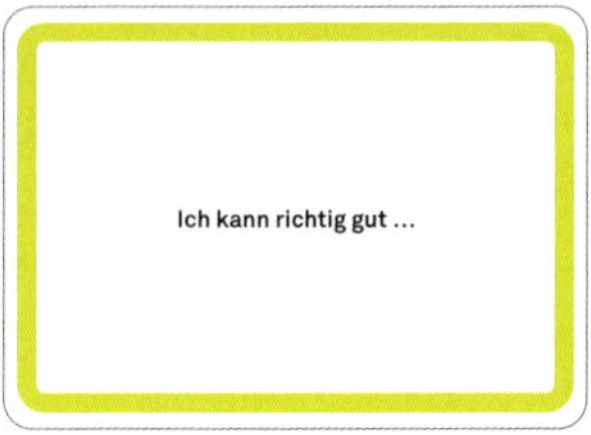
Ich kann richtig gut ...

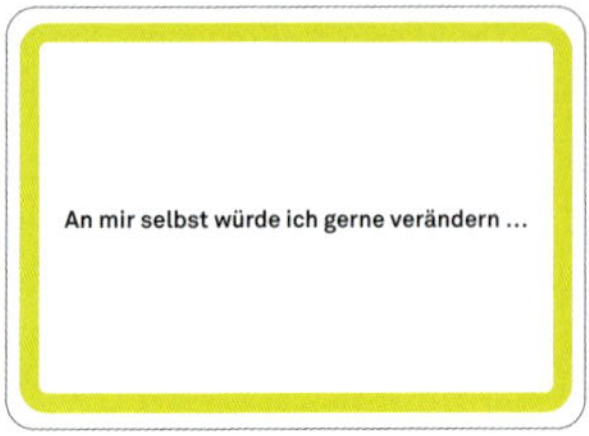

Freizeit und Hobbys (Karten 94 bis 102). Satzergänzungen zur Gestaltung der Freizeit Ihrer Klient:innen.

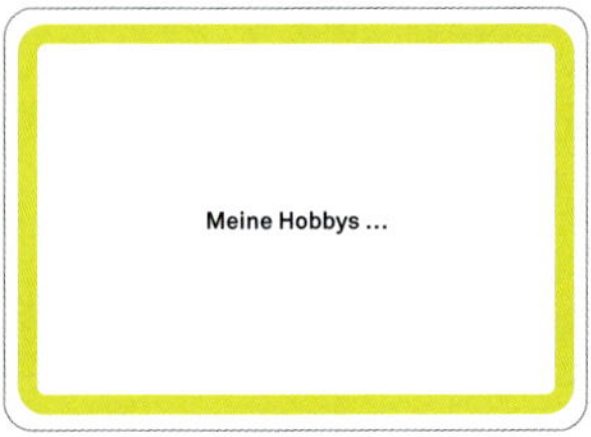
Meine Hobbys ...

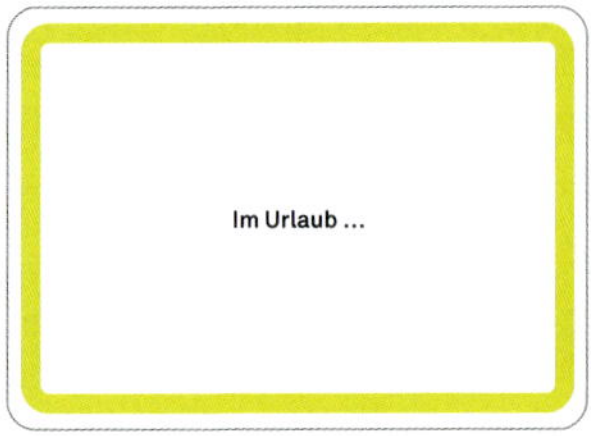
Im Urlaub ...

Wünsche und Ziele (Karten 103 bis 111). Satzergänzungen zu Wünschen und Zielen Ihrer Klient:innen. Dadurch erhalten Sie beispielsweise einen Einblick in die Träume der Personen.

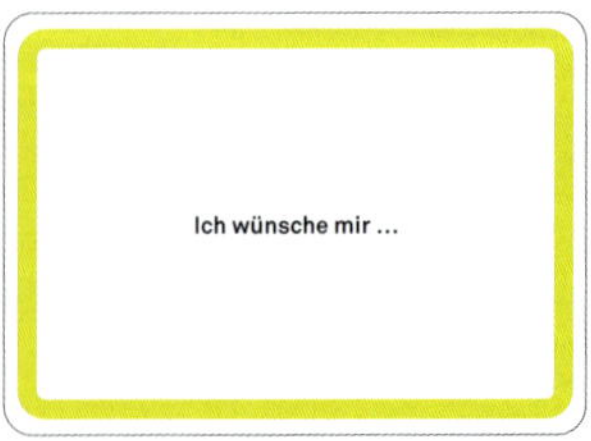
Ich wünsche mir ...

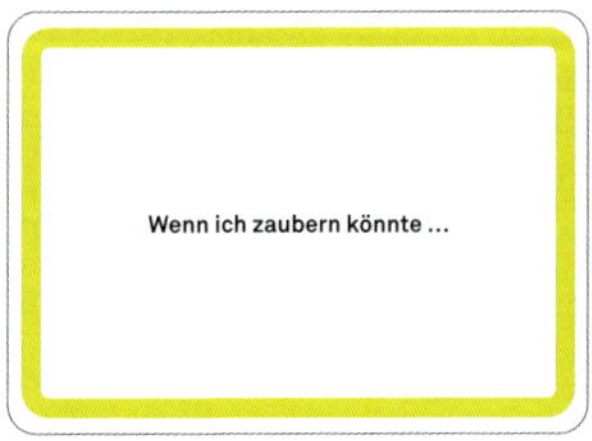
Wenn ich zaubern könnte ...

Geld und materielle Dinge (Karten 112 bis 116). Satzergänzungen zur Einstellung zu materiellen Dingen und zum Umgang mit (selbstverdientem) Geld.

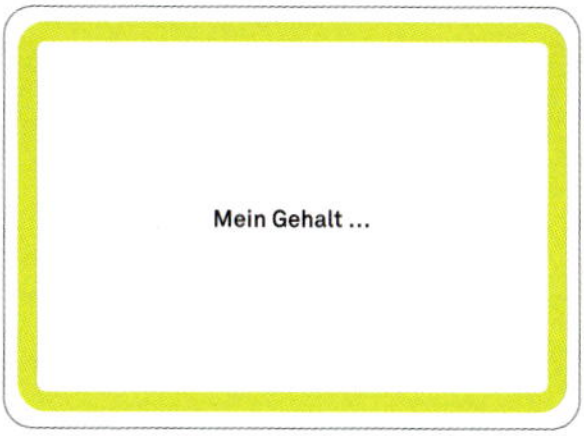
Mein Gehalt ...

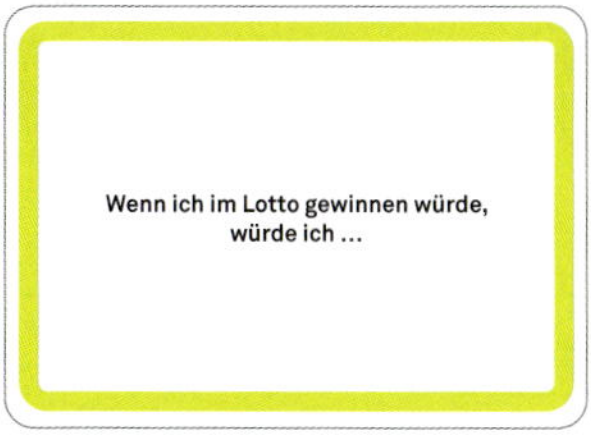
Wenn ich im Lotto gewinnen würde,
würde ich ...

Gesundheit (Karten 117 bis 133). Satzergänzungen, die (indirekt) die körperliche und psychische Gesundheit der Klient:innen aufgreifen. Mit diesen wichtigen Satzanfängen gelingt oft schnell ein umfassender Einstieg in das Thema Gesundheit und Krankheit.

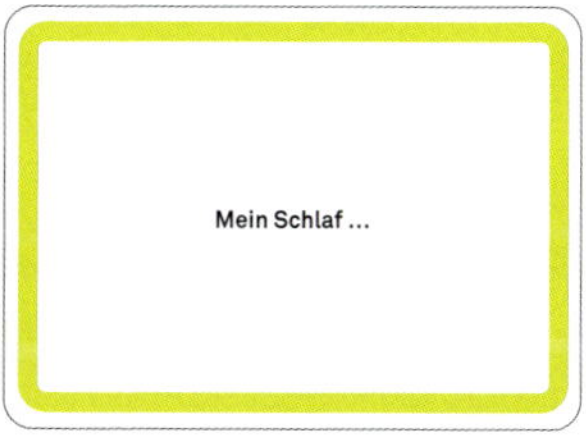
Mein Schlaf ...

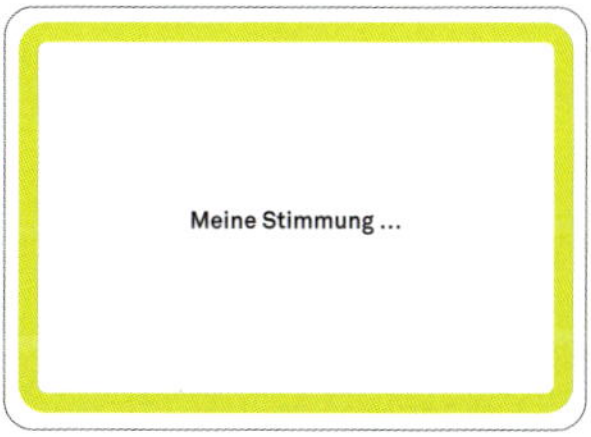
Meine Stimmung ...

Gedanken (Karten 134 bis 136). Satzergänzungen durch die Sie schnell und tief in die Gedankenwelt Ihrer Klient:innen eintauchen können.

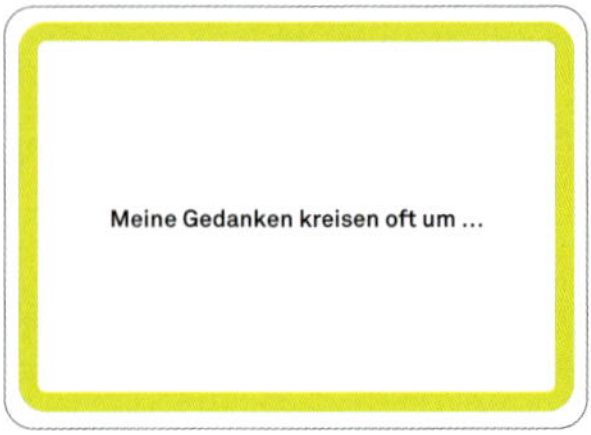

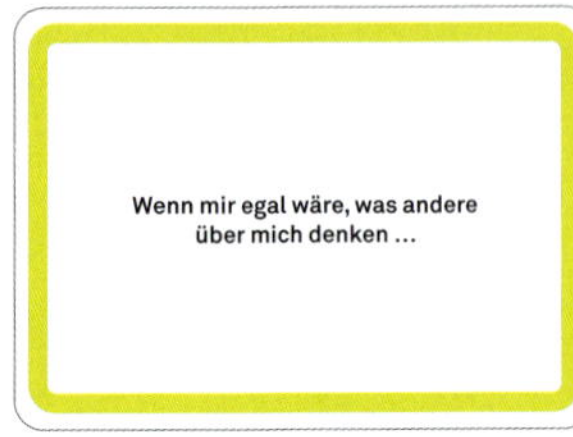

Gefühle (Karten 137 bis 157). Satzergänzungen zu positiven und negativen Emotionen der Klient:innen. Diese Satzanfänge ermöglichen einen umfassenden und tiefen Einblick in die Gefühlswelt, wodurch ein schneller Einstieg in die Gefühlsarbeit gelingt.

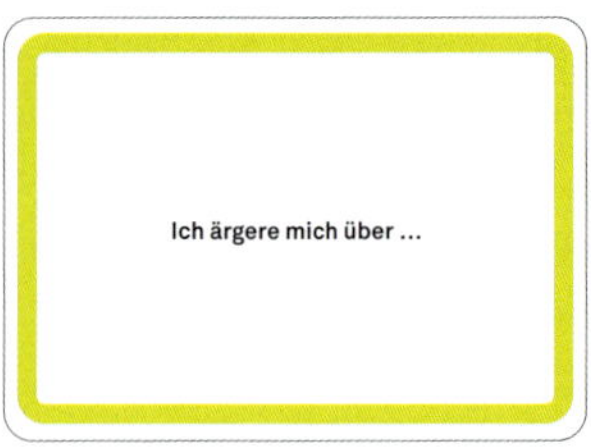

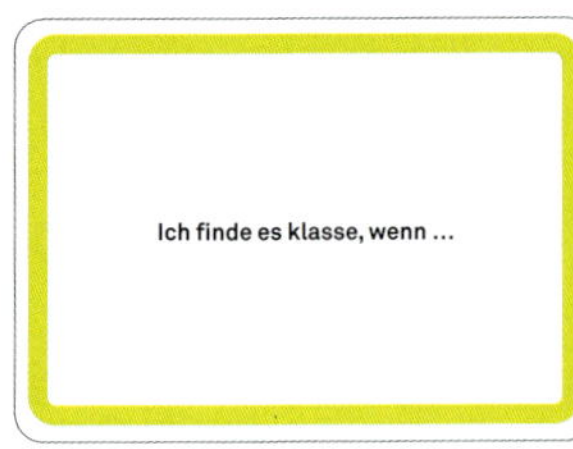

Körper (Karten 158 bis 164). Körperorientierte Satzergänzungen, mit denen Sie schnell in die Körperarbeit einsteigen können und erfahren, wie die Klient:innen zu ihrem Körper stehen.

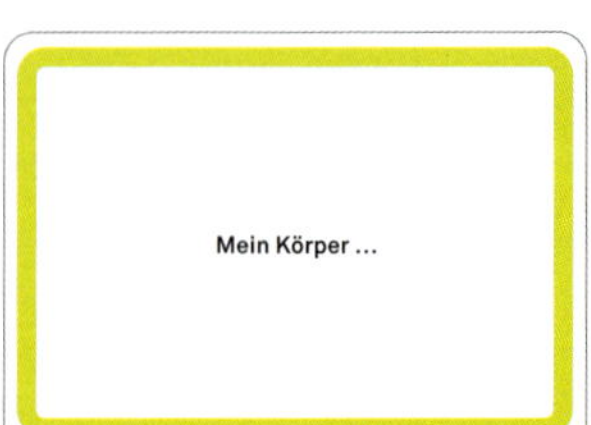

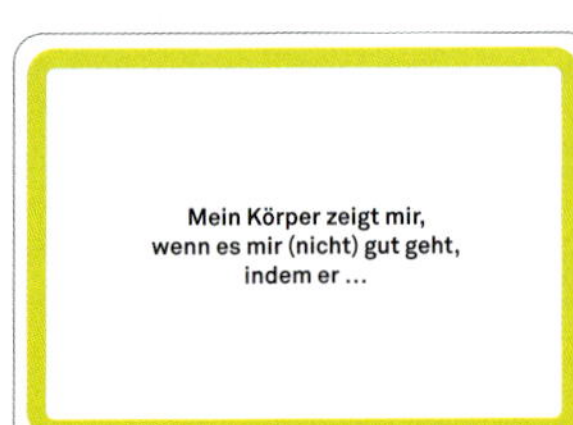

Geheimnisse (Karten 165 bis 166). Einige wenige, aber wichtige Satzergänzungen zu Geheimnissen der Klient:innen. Dadurch können diese ihre Geheimnisse los werden, um ihr Gewissen zu erleichtern, oder sich Ihnen (noch mehr) anvertrauen.

Ein Geheimnis …

Ich habe noch nie jemandem erzählt, dass …

Glaubenssätze und Werte (Karten 167 bis 180). Satzanfänge zu erlernten und verinnerlichten Glaubenssätzen, Werten und Meinungen der Klient:innen.

Schwach ist, wer …

Wenn du Erfolg haben willst, musst du …

Karten

Für die Arbeit mit dem Kartenset sind in Tabelle 1 alle 180 Satzanfänge mit Nummer und Kategorie aufgeführt. So können Sie schnell und gezielt bestimmte Satzanfänge heraussuchen oder auch aussortieren.

Tabelle 1: Übersicht über alle Satzanfänge sortiert nach Kategorien und Nummern

Kategorie	Satzanfang mit Nummer
Familie und Herkunft	1. Meine Mutter ...
	2. Mein Vater ...
	3. Meine Geschwister ...
	4. Meine Großeltern ...
	5. Wenn ich meine Mutter/mein Vater gewesen wäre, hätte ich ...
	6. Meine Eltern würden über mich sagen, dass ...
	7. Wenn ich mir eine Familie hätte aussuchen können ...
	8. Mein Zuhause/meine Heimat ist ...
	9. Haustiere sind ...
	10. Kinder ...
Entwicklung	11. Seit meiner Kindheit ...
	12. Im Vergleich zu anderen bin ich ...
	13. Ich hatte im Leben viele schöne Erlebnisse, wie ...
	14. In meinem Leben hatte ich nicht nur positive Erlebnisse ...
	15. Wenn ich nochmal neu anfangen könnte, würde ich ...
	16. Ich könnte niemals verzeihen ...
	17. Früher hatte ich Angst vor ...
	18. Als Kind ...
	19. Eines der Dinge, die ich nicht vergeben kann, ist ...
	20. Im Alter ...
	21. Der Tod ...
	22. Wenn ich sterbe ...
	23. Mit dem Tod verbinde ich ...
	24. Die glücklichste Zeit ...

Tabelle 1: Fortsetzung

Kategorie	Satzanfang mit Nummer
	25. Während meines ganzen Lebens ...
	26. Eine der Arten, wie andere mir weh tun, ist ...
	27. Mein Geburtstag ...
Freund:innen und Bekannte	28. Mein Freundes-/Bekanntenkreis ...
	29. Meine beste Freundin oder mein bester Freund ...
	30. Andere, die mich (nicht) gut kennen, sagen, dass ich ...
	31. Meine größte Feindin oder mein größter Feind ...
	32. Meine Freundschaften pflege ich, indem ich ...
	33. Innerlich verbunden fühle ich mich mit ...
	34. ... unterstützt mich, indem sie oder er ...
Liebe und Identität	35. Frauen ...
	36. Männer ...
	37. Homosexualität ...
	38. Liebe ist ...
	39. Sexualität ...
	40. Ich wünsche mir von (m)einer Partnerin oder (m)einem Partner ...
	41. In (m)einer Beziehung/Partnerschaft fehlt ...
	42. Meine Partnerin oder mein Partner wünscht sich für mich ...
	43. Beziehungen sind ...
	44. Ich würde mich trennen, wenn ...
	45. Ich wäre lieber eine Frau/ein Mann geworden ...
	46. In meinem Körper fühle ich mich ...

Tabelle 1: Fortsetzung

Kategorie	Satzanfang mit Nummer
Ressourcen	47. Am wohlsten fühle ich mich ...
	48. Entspannend ist ...
	49. Halt gibt mir ...
	50. Mir geht es gut, wenn ...
	51. Wenn ich Schutz bräuchte, würde ich ...
	52. Wenn ich angegriffen werde ...
	53. Um glücklich zu sein ...
	54. Ich brauche ...
	55. Ich bin dankbar für ...
	56. Ich weiß, was ich anders machen müsste, aber ...
	57. Zufriedenheit bedeutet für mich ...
	58. Ich könnte mir selbst helfen, indem ...
	59. Anerkennung und Wertschätzung bekomme ich durch ...
	60. Mein Selbstwertgefühl fördere ich, indem ich ...
Vorbilder	61. Mein Vorbild ist ...
	62. Früher waren meine Vorbilder ...
	63. Ich wäre gerne wie ...
	64. Wenn ich eine Superheldin oder ein Superheld wäre, wäre ich ...
Bildung, Arbeit und Ruhestand	65. Im Kindergarten/in der Schule ...
	66. Während meiner Ausbildung/meines Studiums ...
	67. Bei der Arbeit ...
	68. Arbeit bedeutet für mich ...
	69. In der Pause ...
	70. Als Rentnerin oder Rentner ...
	71. Mein (Lieblings-)Beruf ...

Tabelle 1: Fortsetzung

Kategorie	Satzanfang mit Nummer
	72. (M)eine Chefin oder (m)ein Chef ...
	73. Meine (Arbeits-)Kolleginnen und Kollegen ...
Über mich	74. Ich bin ...
	75. Am liebsten mag ich ...
	76. Ich unterstütze andere, indem ich ...
	77. Ich bin (nicht) gerne allein, weil ...
	78. Ich mag (nicht), wenn andere ...
	79. Ich kann (nicht) gut verzichten auf ...
	80. Ich kann richtig gut ...
	81. Ich kann gar nicht gut ...
	82. Ich bin ein Mensch, der ...
	83. Es fällt mir schwer zuzugeben, dass ...
	84. An mir selbst stört mich ...
	85. An mir selbst mag ich ...
	86. Einsam ist wer ...
	87. In meinem tiefsten Inneren bin ich eigentlich ...
	88. Ich würde alles tun für ...
	89. Mit Kritik kann ich ...
	90. An mir selbst würde ich gerne verändern ...
	91. In der Tierwelt wäre ich ...
	92. Wenn ich völlig unabhängig von Erwartungen anderer handeln könnte ...
	93. Andere wünschen sich von mir, dass ich ...
Freizeit und Hobbys	94. Das habe ich früher gerne gespielt ...
	95. Meine Hobbys ...
	96. In der Natur ...
	97. Meine eigenen Interessen sind ...
	98. In meiner Freizeit ...
	99. Am Wochenende ...

Tabelle 1: Fortsetzung

Kategorie	Satzanfang mit Nummer
	100. Im Urlaub ... 101. Das Internet ... 102. Social Media ...
Wünsche und Ziele	103. Wenn ich älter bin ... 104. Ich wünsche mir ... 105. Wenn ich nur einen Wunsch frei hätte, würde ich ... 106. In zehn Jahren ... 107. Wenn ich unsichtbar wäre ... 108. Ich war noch niemals ... 109. Was ich wirklich gerne können würde, ist ... 110. Wenn ich zaubern könnte ... 111. Wenn heute Nacht ein Wunder geschehen würde, würde ich das merken an ...
Geld und materielle Dinge	112. Mein Gehalt ... 113. Geld ... 114. Wenn ich im Lotto gewinnen würde, würde ich ... 115. Ein (Neben-)Job ... 116. Eigentum ...
Gesundheit	117. Gesundsein ... 118. Für meine Gesundheit und mein Wohlbefinden tue ich ... 119. Mein Schlaf ... 120. Meine Träume ... 121. Zu Ärztinnen oder Ärzten gehe ich ... 122. Im Krankenhaus ... 123. (Psycho-)Therapie ... 124. Meine Therapeutin oder mein Therapeut ...

Tabelle 1: Fortsetzung

Kategorie	Satzanfang mit Nummer
	125. Alkohol ...
	126. Drogen ...
	127. Ich bin süchtig nach ...
	128. Einer der Vorzüge dabei, (m)ein Problem zu haben, ist ...
	129. Psychisch fühle ich mich ...
	130. Körperlich fühle ich mich ...
	131. Meine Stimmung ...
	132. Ich finde, ich bin völlig normal, weil ...
	133. Ich bin anders als andere, weil ...
Gedanken	134. Wenn ich nicht einschlafen kann ...
	135. Meine Gedanken kreisen oft um ...
	136. Wenn mir egal wäre, was andere über mich denken ...
Gefühle	137. Ich werde wütend ...
	138. Ich bin richtig stolz ...
	139. Ich ärgere mich über ...
	140. Ich schäme mich für ...
	141. Ich bin neidisch auf ...
	142. Ich finde es peinlich, wenn ...
	143. Manchmal habe ich Angst ...
	144. Ich fühle mich hilflos ...
	145. Ich bin froh ...
	146. Das Schlimmste, was passieren könnte ...
	147. Ich finde es klasse, wenn ...
	148. Ich ekele mich vor ...
	149. Ich vermisse ...
	150. Ich bin traurig ...
	151. Ich hasse ...
	152. Ich liebe ...

Tabelle 1: Fortsetzung

Kategorie	Satzanfang mit Nummer
	153. Ich könnte ausrasten, wenn ... 154. Ich mag es gar nicht, wenn ... 155. Ich fühle mich schuldig ... 156. Ich weine ... 157. Ich bereue ...
Körper	158. Mein Körper ... 159. Mein Gesicht ... 160. Meine Beine ... 161. Mein Bauch ... 162. An meinem Körper mag ich nicht ... 163. Mein Körper zeigt mir, wenn es mir (nicht) gut geht, indem er ... 164. Mein Gewicht ...
Geheimnisse	165. Ein Geheimnis ... 166. Ich habe noch nie jemandem erzählt, dass ...
Glaubenssätze und Werte	167. Schwach ist, wer ... 168. Stark ist, wer ... 169. Meine Meinung ... 170. Ehre bedeutet für mich ... 171. Wenn du Erfolg haben willst, musst du ... 172. Ich glaube an ... 173. Ich glaube (nicht) an das Schicksal, weil ... 174. Im Leben ist mir wichtig ... 175. Politik ... 176. Wenn du vorwärts kommen willst ... 177. Mein Motto ist ... 178. Jeder Mensch sollte ... 179. Menschen, die gläubig sind ... 180. Ich kann ... nicht ausstehen, weil ...

4 Die Arbeit mit Satzergänzungen im Einzel-, Paar- und Gruppensetting

Die Satzergänzungen für Erwachsene können in unterschiedlichen Varianten im Zweiergespräch, in der Paarberatung bzw. -therapie und in Gruppen in verschiedenen Bereichen genutzt werden. Dadurch ist der Einsatz sehr flexibel.

4.1 Rahmenbedingungen für die Arbeit mit Satzergänzungen

In den „Internationalen Richtlinien für die Testanwendung“ der International Test Commission aus dem Jahre 2001[1] finden sich eine Vielzahl von Richtlinien für die fachgerechte Testanwendung. Auch wenn es sich bei dem Kartenset nicht um einen normierten Test handelt, sollten Sie bei der Anwendung einige Punkte aus den Richtlinien berücksichtigen:

- Klären Sie alle beteiligten Personen rechtzeitig über den Einsatz und Zweck der Satzergänzungen auf.
- Stellen Sie die Freiwilligkeit der Durchführung klar.
- Verhalten Sie sich so, dass eine mögliche Testängstlichkeit reduziert und eine „testfreundliche Umgebung“ geschaffen wird.
- Falls Klient:innen die Satzanfänge nicht selbst lesen, achten Sie darauf, diese laut genug und deutlich vorzulesen.
- Stellen Sie sicher, dass Ihre Klient:innen den Sinn der Satzergänzung verstehen. Fragen Sie im Zweifelsfall nach.

---

1 International Test Commission. (2001). *Internationale Richtlinien für die Testanwendung: Version 2000 – Deutsche Fassung.* Verfügbar unter: https://www.intestcom.org/files/guideline_test_use_german.pdf

Einer der wichtigsten Punkte ist, dass die Durchführung in einer entspannten und ruhigen Atmosphäre ohne Leistungsdruck erfolgt. Dafür kann es auch hilfreich sein, wenn Sie bei der Arbeit mit dem Kartenset gezielt die Kreativität ansprechen, indem Sie diese beispielsweise als „kreative Abwechslung" bezeichnen. Stellen Sie auf jeden Fall klar, dass es bei der Ergänzung der Sätze keine „richtigen" und „falschen" oder „guten" und „schlechten" Antworten gibt. Betonen Sie außerdem, dass keine „Noten", wie damals in der Schule, vergeben, und dass die Antworten nicht bewertet werden.

Umgang mit nicht zutreffenden Satzergänzungen

Natürlich kann es vorkommen, dass der ein oder andere Satzanfang nicht auf die Person zutrifft, mit der Sie das Kartenset durchführen, und deshalb keine eigene Satzergänzung formuliert werden kann (z. B. wenn sich eine Person nicht in einer Partnerschaft befindet).

In solchen Fällen haben Sie mehrere Möglichkeiten:

- Sie können nicht zutreffende Satzergänzungen generell vorher aussortieren.
- Falls Sie die Karten vorlesen, können Sie die betroffenen Satzanfänge überspringen.
- Sie können der Person sagen, dass sie diese Satzergänzung nicht beantworten muss, weil sie nicht auf sie zutrifft.
- Sie können die Erwachsene oder den Erwachsenen bitten, die Satzergänzung so zu beantworten, wie es wohl die meisten anderen oder eine bestimmte andere Person (z. B. Mutter, Vater, eine bereits verstorbene Person etc.) tun würden.
- Sie können die Erwachsene oder den Erwachsenen bitten, frei zu assoziieren („Sagen Sie einfach, was Sie denken.").

Durchführungszeit

Überlegen Sie vor dem Einsatz des Kartensets, wie viel Zeit Sie für die Satzergänzungen verwenden möchten bzw. wie viel Zeit Ihnen dafür zur Verfügung steht.

Wenn Sie alle 180 Satzergänzungen in einem normalen Tempo bearbeiten, sollte eine Therapiestunde (ca. 50 Minuten) ausreichend sein. Falls Sie feststellen, dass Sie einzelne Punkte länger besprechen möchten oder eine Person länger über die Antworten nachdenken möchte, können Sie die Satzergänzungen natürlich auf mehrere Stunden aufteilen. Haben Sie weniger Zeit, können Sie vorab Karten (z. B. einer bestimmten Kategorie) auswählen, die Sie bearbeiten möchten. Lassen Sie hier Ihre Erfahrungen und Ihr (therapeutisches) Gespür entscheiden. Berücksichtigen Sie auch immer den Zweck, warum Sie die Satzergänzungen einsetzen sowie die individuellen Voraussetzungen der Klientin oder des Klienten. Es kann auch vorkommen, dass Sie für das gesamte Satzergänzungsset nur 15 bis 20 Minuten benötigen.

4.2 Durchführungsvarianten

Die Arbeit mit dem Kartenset lässt sich flexibel gestalten. Neben der klassischen Variante zeigen wir Ihnen weitere Möglichkeiten, durch die Sie die Nutzung an individuelle Voraussetzungen anpassen können. Das Vorgehen orientiert sich bei allen Varianten an der klassischen Durchführungsmethode, die im Folgenden beschrieben wird.

Die klassische Variante

Um ganz klassisch mit den Satzergänzungen zu arbeiten, hat sich folgendes Vorgehen bewährt:

1. Legen Sie die Satzergänzungskarten in nummerierter Reihenfolge (beginnend bei 1) mit der Rückseite nach oben auf den Tisch oder Boden.
2. Lassen Sie die erste Karte des Stapels von Ihrer Klientin oder Ihrem Klienten umdrehen, vorlesen und den Satz ergänzen.
3. Schreiben Sie die Antwort in Ihre „Version für Anwender:innen“ (siehe Kapitel 5), damit Sie diese später für die weitere Arbeit und Ihre Akten zur Hand haben.

4. Sollte Ihre Klientin oder Ihr Klient (noch) nicht (so gut) lesen können, können Sie das Vorlesen übernehmen oder sich beim Vorlesen abwechseln (siehe Kapitel 2).
5. Wiederholen Sie diese Schritte, bis alle Karten bearbeitet wurden.
6. Gratulieren Sie Ihrer Klientin oder Ihrem Klienten zur erfolgreichen Beantwortung der Satzergänzungen.

Die klassische Variante mit speziell ausgewählten Kategorien

Eine Alternative der klassischen Variante ist es, vor dem Einsatz die Kategorie(n) auszuwählen, die Sie bearbeiten möchten. Wählen Sie die entsprechenden Karten in diesem Fall vorab aus und legen Sie diese ebenfalls mit der Rückseite nach oben in nummerierter Reihenfolge (beginnend mit der kleinsten Nummer) auf den Tisch oder Boden. So ist es für Sie leichter, die entsprechenden Antworten zu notieren (siehe Kapitel 5). Gehen Sie anschließend wie bei der klassischen Variante beschrieben vor.

Empfehlung für die Auswahl von Kategorien

Bei dieser Variante bietet es sich an, dass Sie nicht nur eine Kategorie auswählen. Überlegen Sie, welche Kombination von Kategorien am besten für Ihren jeweils gewünschten diagnostischen und/oder therapeutischen Zweck bzw. das Ziel des Coachings oder der Supervision geeignet ist. Ein Beispiel für eine Kombination könnten die Kategorien *Bildung, Arbeit und Ruhestand* und *Wünsche und Ziele* sein.

Generell eignen sich die Kategorien *Wünsche und Ziele* sowie *Ressourcen* wegen ihrer Allgemeingültigkeit gut als Ergänzung zu vielen anderen Kategorien.

Für das Coaching oder die Supervision eignen sich bestimmte Kategorien besonders gut, um Erwartungen und Ziele für das Coaching bzw. die Supervision abzuleiten. Dafür ist es sinnvoll, die Teilnehmenden zu Beginn die Satzanfänge der Kategorien *Ressourcen*, *Über mich* sowie *Wünsche und Ziele* vervollständigen zu lassen.

Die Tempo-Variante

Hinweise zur Tempo-Variante

Diese Variante verringert durch eine Begrenzung der Zeit in der Regel die Gefahr sozial erwünschter Antworten. Für Sie kann diese Variante jedoch herausfordernder sein, wenn Sie alle Antworten notieren wollen, da ein Mitschreiben wegen des Tempos oft schwieriger ist. Alternativ können Sie eine Audioaufnahme erstellen. Beachten Sie hierbei, dass Sie eine Einverständniserklärung Ihrer Klientin oder Ihres Klienten benötigen und die Aufnahme nach dem Transkribieren wieder löschen.

Für die Tempo-Variante benötigen Sie eine Sanduhr, einen Timer oder eine Stoppuhr. Legen Sie diese bereit. Für die Durchführung gibt es zwei Möglichkeiten:

a) Legen Sie eine Gesamtzeit für die Bearbeitung aller Satzergänzungen fest. Hier eignet sich am besten ein ablaufender Timer oder eine Sanduhr.
b) Legen Sie eine feste Zeit für die Beantwortung jedes einzelnen Satzanfangs fest. Das könnten zum Beispiel 5 oder 10 Sekunden sein. Hierzu eignet sich sehr gut die Timerfunktion eines Handys.

Passen Sie die Zeiten an die Person an, mit der Sie die Satzergänzungen durchführen. Lassen Sie auch hier Ihr (therapeutisches) Gespür und Ihre bisherigen Erfahrungen im Kontakt mit der betroffenen Person entscheiden. Darüber hinaus können die Zeitvorgaben je nach Ziel des Einsatzes des Kartensets variieren.

Legen Sie wie bei der klassischen Variante die Karten auf den Tisch oder Boden und setzen Sie die Arbeit mit den Satzergänzungen wie beschrieben (vgl. „Die klassische Variante“) fort. Falls Sie die Antworten aufnehmen, ist es nicht notwendig, sich diese zu notieren. Vergessen Sie am Ende nicht, die Klientin oder den Klienten zur erfolgreichen Ergänzung der Satzergänzungskarten in der vorgesehenen Zeit zu beglückwünschen.

Die „Abwechselnd-Ziehen-und-Vorlesen-Variante“

Hinweise zur „Abwechselnd-Ziehen-und-Vorlesen-Variante“

Bei dieser Variante sind auch Sie als durchführende Person gefragt. Diese Version kommt bei vielen Erwachsenen häufig gut an, da sie nicht allein „Rede und Antwort“ stehen müssen und auch etwas über Sie als Person erfahren.

Diese Variante eignet sich weniger, wenn Sie die Antworten mitschreiben wollen. Alternativ können Sie auch hier eine Audioaufnahme erstellen. Wie bei der Tempo-Variante gilt in diesem Fall, dass Sie eine Einverständniserklärung benötigen und die Aufnahme nach dem Transkribieren wieder löschen.

Die ersten Schritte sind identisch mit der klassischen Variante: Legen Sie die (von Ihnen ausgewählten) Satzergänzungskarten in einem Stapel auf den Tisch oder Boden und lassen Sie Ihre Klientin oder Ihren Klienten die erste Karte des Stapels umdrehen, vorlesen und den Satz ergänzen. Übernehmen Sie das Vorlesen oder wechseln Sie sich ab, wenn hierbei Schwierigkeiten bestehen (vgl. „Die klassische Variante“). Nun sind Sie an der Reihe: Ziehen Sie selbst die nächste Karte und ergänzen Sie den Satzanfang. Wiederholen Sie dieses Vorgehen so lange, bis alle Satzanfänge ergänzt wurden und gratulieren Sie sich anschließend gegenseitig zur erfolgreichen Beantwortung aller Satzergänzungsfragen.

Die „Veränderungen-über-die-Zeit-Variante“

Hinweise zur „Veränderungen-über-die-Zeit-Variante“

Bei dieser Variante beschäftigt sich Ihre Klientin oder Ihr Klient besonders intensiv mit den Satzergänzungen. Zentral sind dabei mögliche Veränderungen in den Satzergänzungen, die sich über die Zeit ergeben. Dazu ist es wichtig, dass Sie die Antworten der Person, mit der Sie das Kartenset bearbeiten, notieren.

Um herauszufinden, ob Ihre Klientin oder Ihr Klient Satzanfänge nach einer bestimmten Zeit anders vervollständigt, führen Sie die Schritte so durch, wie bei der klassischen Variante beschrieben. Notieren Sie sich die Antworten in Ihrer „Version für Anwender:innen“ (siehe Kapitel 5). Nach einer gewissen Zeit wiederholen Sie das Vorgehen. Schreiben Sie auch dieses Mal die vervollständigten Satzanfänge mit. Anschließend reflektieren Sie gemeinsam mit Ihrer Klientin oder Ihrem Klienten, welche Satzanfänge bei der zweiten Durchführung gleich vervollständigt wurden und wo Unterschiede liegen. Dafür kann es sinnvoll sein, Ihrer Klientin oder Ihrem Klienten die Mitschriften beider Zeitpunkte zu zeigen, damit Gemeinsamkeiten und Unterschiede deutlicher werden. Sprechen Sie zusammen darüber, woran es liegen könnte, dass bestimmte Satzergänzungen gleich bleiben, während sich andere verändern. Tauschen Sie sich darüber aus, was Ihre Klientin oder Ihr Klient daraus mitnimmt und wo weiterhin wichtige Themen für die zukünftige Arbeit liegen könnten.

Diese Variante kann Ihnen als durchführende Person wichtige Hinweise geben, wie sich die Sichtweise und Einstellung Ihrer Klient:innen zu gewissen Themen über die Zeit verändert und inwiefern Ihre Klient:innen diese als variabel sehen. Dafür ist es wichtig, die beiden Durchführungszeitpunkte gezielt zu wählen. Sinnvoll wäre es beispielsweise, die Satzergänzungen zu Beginn Ihrer gemeinsamen Arbeit durchzuführen. Vor dem weiteren Einsatz sollte einige Zeit vergehen und einige Sitzungen stattgefunden haben.

Zudem müssen Sie bei der zweiten Durchführung nicht unbedingt alle 180 Karten bearbeiten. Um Veränderungen über die Zeit festzustellen, ist es meist ausreichend die Kategorien zu wählen, die für die jeweilige Person besonders relevant sind. Dadurch benötigen Sie weniger Zeit für die Satzergänzungen und können länger über die Veränderungen sprechen.

Weitere Varianten

Alternativ können Sie auch die folgenden Variationen ausprobieren:

- Verteilen Sie die Satzergänzungskarten mit dem Text nach unten auf dem Tisch oder Boden, statt sie in einem Stapel anzuordnen, und ziehen Sie abwechselnd eine Karte.
- Lassen Sie die Person, mit der Sie das Kartenset bearbeiten, direkt nach jedem Satzanfang einschätzen, ob sich ihre Ergänzung über die Zeit entweder verändert hat (verglichen mit der Vergangenheit) oder verändern wird (verglichen mit der Zukunft). Denken Sie zusammen über mögliche Gründe dafür nach. Gerade für die therapeutische Arbeit eignet sich diese Variante gut als Einstieg in die Therapie, weil erarbeitet werden kann, dass Einstellungen, Gefühle oder Gedanken veränderbar sind und von verschiedenen Faktoren abhängen.
- Legen Sie einen Kartenstapel in die Mitte. Nun ziehen alle Mitspieler:innen abwechselnd fünf Karten und halten diese als Fächer in der Hand. Dann wählt die erste Person eine Karte aus, liest sie vor und ergänzt den Satzanfang. Diese Karte wird abgelegt und eine neue Karte vom Stapel nachgezogen, bevor die nächste Person an der Reihe ist.
- Teilen Sie die (vorab ausgewählten oder einen Teil der) Karten auf. Alle Mitspieler:innen halten sie dann wie einen Fächer in der Hand. Nun zieht eine Mitspielerin oder ein Mitspieler eine Karte vom Gegenüber und ergänzt den Satzanfang. Anschließend werden die Rollen getauscht.

Beachten Sie, dass die Fächervarianten häufig nur mit einer bestimmten maximalen Kartenanzahl, die als Fächer in der Hand gehalten werden kann, gut funktioniert. Entweder passen Sie die Anzahl entsprechend an oder nutzen einen Kartenhalter.

4.3 Das Kartenset im Einzelsetting nutzen

Neben den in Kapitel 4.2 beschriebenen Durchführungsvarianten gibt es weitere Möglichkeiten, wie Sie das Kartenset im Einzelsetting nutzen können:

Satzergänzungskarten als Einstiegsritual. Als Einstiegsritual in regelmäßig stattfindenden (Therapie- oder Beratungs-)Stunden können Sie Ihre Klientin oder Ihren Klienten zu Beginn jeder Sitzung ca. drei bis fünf ausgewählte Satzanfänge ergänzen lassen. Ob Sie die Antworten notieren, bleibt Ihnen überlassen.

Satzergänzungskarten als Abschlussritual. Andersrum ist es ebenfalls möglich, dass ca. drei bis fünf ausgewählte Satzanfänge am Ende einer Sitzung ergänzt werden und die Sitzung so beendet wird. Auch hier bleibt es Ihnen überlassen, ob Sie die Antworten aufschreiben.

Home-Experience als (therapeutische) Hausaufgabe. In dieser Variante können Sie Ihren Klient:innen einzelne Satzanfänge, ausgewählte Kategorien oder mehrere, gezielt ausgewählte Satzanfänge mit nach Hause geben. Alternativ können Sie auch alle Satzergänzungen zu Hause vervollständigen lassen (siehe Kapitel 5). Beachten Sie hierbei, dass Sie die entsprechenden Instruktionen mit auf den Weg geben.

Hier einige mögliche Aufgaben für (therapeutische) Hausaufgaben:

- Gezielt über die ausgewählten Satzergänzungen und die Antwort nachdenken.
- Sich möglichst viele Antworten zu den ausgewählten Satzanfängen überlegen.
- Jeden Tag einmal den ausgewählten Satzanfang oder die ausgewählten Satzanfänge ergänzen und überprüfen, ob die Antwort an jedem Tag dieselbe ist. So können Sie sehr gut erarbeiten, ob Ihre Klientin oder Ihr Klient jeden Tag dieselben Gefühle zum Beispiel in Bezug auf die Arbeit oder eine be-

stimmte Person hat, um später weiter an dieser Thematik zu arbeiten.

- Nach jedem vervollständigten Satzanfang überlegen, ob sich die Ergänzung über die Zeit verändern könnte. Diese Aufgabe entspricht einer der in Kapitel 4.2 aufgeführten Durchführungsvarianten (siehe „Weitere Varianten“). Dadurch bekommen Sie einen Einblick, inwieweit Ihre Klientin oder Ihr Klient Gefühle, Gedanken oder Einstellungen als variabel oder unveränderbar bewertet.

Beachten Sie bei diesen Varianten, dass der spontane, frei assoziierende Charakter verloren geht.

4.4 Das Kartenset im Paar- und Gruppensetting nutzen

Alle Varianten eignen sich auch für den Einsatz im Paar- und/oder Gruppensetting. Im Folgenden ist eine große Auswahl an weiteren Durchführungsvarianten aufgeführt, die Sie jeweils für den Kontext, in dem Sie die Satzergänzungskarten nutzen möchten, anwenden und ggf. anpassen können.

Lassen Sie hier Ihr (therapeutisches) Gespür und Ihre Erfahrungen entscheiden, ob und welche Karten Sie einsetzen wollen. Die folgenden Varianten können Sie mit einer Auswahl an Karten oder dem gesamten Set durchführen.

Die „Gruppenleiter:innen-Variante“. Sie als Gruppenleiterin oder Gruppenleiter lesen einen Satzanfang vor. Alle anderen Gruppenmitglieder schreiben eine Satzergänzung auf. Anschließend können sich die Gruppenmitglieder in Zweier-, Klein- und/oder der Großgruppe über die jeweiligen Satzergänzungen austauschen.

„Ich, du oder wir?“. Diese Variante stellt eine Anpassung der „Gruppenleiter:innen-Variante“ für die Paarberatung bzw. -therapie dar. Dazu wählen Sie als beratende Person Satzanfänge aus und lesen

den ersten Satzanfang vor. Beide Partner:innen vervollständigen diesen schriftlich, sodass sie die Antwort der anderen Person nicht mitbekommen. Nachdem alle ausgewählten Satzanfänge ergänzt wurden, tauscht sich das Paar unter Ihrer Anleitung über die Satzergänzungen aus. Dadurch werden Gemeinsamkeiten und Unterschiede aufgedeckt, die Sie in der weiteren Arbeit vertiefen können. Außerdem sieht das Paar, dass es nicht immer einer Meinung sein oder die gleiche Einstellung haben muss.

Das Interviewspiel. Ein Gruppenmitglied „interviewt" andere Mitglieder, indem es einen Satzanfang vorliest und sich diesen von allen oder ausgewählten Gruppenmitgliedern vervollständigen lässt.

Der Reihe nach. Alle Gruppenmitglieder beantworten der Reihe nach dieselbe Satzergänzungskarte. Lassen Sie die Gruppenmitglieder ggf. ihre Antworten vorher überlegen oder sogar aufschreiben, damit diese sich nicht gegenseitig beeinflussen.

Gegenseitige Befragung. Jedes Gruppenmitglied darf eine oder mehrere Satzergänzung(en) an ein selbst ausgewähltes anderes Gruppenmitglied stellen. Dies kann der Reihe nach geschehen. Um etwas Auflockerung reinzubringen, können Sie die Gruppenmitglieder bitten, mit ihren Karten durch den Raum zu gehen. Immer, wenn sie einem anderen Gruppenmitglied begegnen, lesen sie sich die Satzanfänge gegenseitig vor und beantworten diese. Im Anschluss können Sie in der Großgruppe eine Feedbackrunde durchführen und ggf. einzelne Satzergänzungen und Antworten vertiefen.

Pärchen-Interview. Immer zwei Gruppenmitglieder interviewen sich als Pärchen gegenseitig. Diese Variante kann erweitert werden, indem die Pärchen ihre Ergänzungen am Ende gegenseitig der Gruppe vorstellen. Auch in der Arbeit mit Paaren eignet sich diese Variante, indem sich die Partner:innen gegenseitig interviewen. Hierbei können Sie die Partner:innen auch selbst entscheiden lassen, welche Satzanfänge sie auswählen, um individuell bedeutsame Themen aufzudecken.

Die Steckbrief-Variante. Alle Gruppenmitglieder vervollständigen von Ihnen ausgewählte Satzanfänge schriftlich in einem Steckbrief. Nachdem alle Gruppenmitglieder die Sätze ergänzt haben, stellen sie sich so in der Gruppe vor. Damit eignet sich diese Variante besonders für Gruppen, deren Mitglieder sich untereinander noch nicht kennen (z. B. in einem Training). Je nach Thema des Trainings bzw. Anlass der Gruppe sowie Zahl der Gruppenmitglieder können Sie die Anzahl sowie die Kategorien variieren und zielgruppenspezifisch auswählen. Außerdem ist es möglich, die Satzanfänge im Raum aufzuhängen oder auszulegen, damit sich die Gruppenmitglieder bewegen und zusätzlich aktiviert werden.

„Ab in die Ecke". Nachdem alle Gruppenmitglieder für sich den gleichen Satzanfang vervollständigt haben, liest ein Mitglied diesen und die eigene Ergänzung vor und stellt sich in eine beliebige Ecke oder an eine freie Stelle im Raum. Alle Personen, die (laut eigener Einschätzung) ein ähnliches Ende aufgeschrieben haben, stellen sich dazu, lesen dieses aber nicht vor. Die anderen Gruppenmitglieder bleiben sitzen. Nun liest eine Person, die noch sitzt, ihr Ende vor und sucht sich dann eine andere Ecke oder freie Stelle im Raum. Auch hier stellen sich Personen mit ähnlicher Ergänzung dazu. Dieses Vorgehen wiederholt sich, bis alle Gruppenmitglieder mit ihren Varianten irgendwo im Raum stehen. Wenn am Ende einzelne Mitglieder übrig sind, die sich keiner Gruppe zuordnen konnten, können diese ihre Satzergänzungen ebenfalls vorlesen. Sind alle Gruppenmitglieder aufgeteilt, können die Gruppenmitglieder ihre Satzergänzungen untereinander austauschen oder ihre jeweilige Formulierung in der Großgruppe vorstellen.

Diese Methode eignet sich gut, um zu visualisieren, dass es häufig viele Menschen mit ähnlichen Gedanken, Standpunkten und Meinungen gibt, worüber am Ende der Übung reflektiert werden kann.

Vielleicht fallen Ihnen noch weitere Varianten zum Einsatz der Satzergänzungskarten ein. Eine Möglichkeit wäre es auch, gemeinsam mit Ihren Klient:innen weitere Varianten zu überlegen. Häufig haben diese ja die besten Ideen.

5 Hinweise zu den Online-Materialien

Um Ihnen die Arbeit mit dem Kartenset zu erleichtern, stehen verschiedene Materialien zur Verfügung, die Sie über die Hogrefe Webseite abrufen können. Alle Dokumente erhalten eine vollständige Liste aller Satzanfänge, unterscheiden sich jedoch in der Art der Auflistung und Reihenfolge und können für verschiedene Zwecke genutzt werden. Wählen Sie für die Arbeit mit den Satzergänzungen die Materialien aus, die für Sie am besten passen.

Sie können die ergänzenden Online-Materialien über die Internetseite von Hogrefe abrufen und ausdrucken. Nutzen Sie dazu bitte den Link hgf.io/download und melden Sie sich nach den dort beschriebenen Schritten an. Wenn Sie nach der Registrierung den Code **B-RTLRBU** unter „Mein Konto → Zusatzmaterialien" im Eingabefeld einfügen, werden Sie automatisch in den Downloadbereich weitergeleitet und können die Online-Materialien ausdrucken. Um die Materialien dauerhaft im direkten Zugriff zu haben, ist es sinnvoll, sich die gesamten Materialien herunterzuladen und auf dem eigenen Rechner zu speichern.

Folgende Materialien stehen Ihnen zur Verfügung:

Version für Anwender:innen. Diese Version ist für Sie als anwendende Person des Kartensets gedacht und bietet ausreichend Platz, die Antworten Ihrer Klient:innen mitzuschreiben sowie für weitere Notizen. Alle 180 Satzergänzungen sind nach Kategorien sortiert und von 1 bis 180 nummeriert (vgl. Abbildung 1).

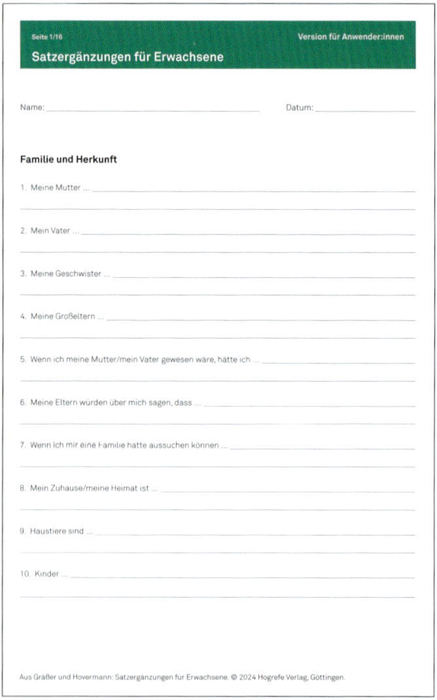

Seite 1/16 Version für Anwender:innen

Satzergänzungen für Erwachsene

Name: ______ Datum: ______

Familie und Herkunft

1. Meine Mutter ...
2. Mein Vater ...
3. Meine Geschwister ...
4. Meine Großeltern ...
5. Wenn ich meine Mutter/mein Vater gewesen wäre, hätte ich ...
6. Meine Eltern würden über mich sagen, dass ...
7. Wenn ich mir eine Familie hätte aussuchen können ...
8. Mein Zuhause/meine Heimat ist ...
9. Haustiere sind ...
10. Kinder ...

Abbildung 1: Auszug aus der „Version für Anwender:innen“

Version für Klient:innen. In der ursprünglichen Idee wurden Satzergänzungsverfahren als Paper-Pencil-Versionen durchgeführt, indem zufällige Satzanfänge vervollständigt werden sollten. Angelehnt an dieses Konzept finden Sie in der Version für Klient:innen alle 180 Satzanfänge, dem Zufall nach sortiert und ohne Nummern sowie Zuordnung zu den Kategorien. Dadurch können Sie die Satzergänzungen in die übliche Diagnostik integrieren, entweder als Fragebogen, der direkt von Ihrer Klientin oder Ihrem Klienten ausgefüllt wird, oder als Interview. Darüber hinaus eignet sich die Version unabhängig von der Diagnostik, um die Satzergänzungen in Form einer (therapeutischen) Hausaufgabe in Ruhe zu Hause vervollständigen zu lassen (vgl. Abbildung 2).

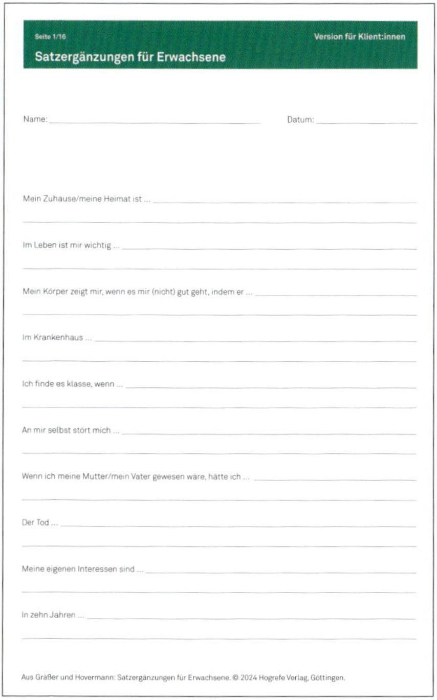
Seite 1/16 Version für Klient:innen

Satzergänzungen für Erwachsene

Name: ______ Datum: ______

Mein Zuhause/meine Heimat ist … ______

Im Leben ist mir wichtig … ______

Mein Körper zeigt mir, wenn es mir (nicht) gut geht, indem er … ______

Im Krankenhaus … ______

Ich finde es klasse, wenn … ______

An mir selbst stört mich … ______

Wenn ich meine Mutter/mein Vater gewesen wäre, hätte ich … ______

Der Tod … ______

Meine eigenen Interessen sind … ______

In zehn Jahren … ______

Aus Gräßer und Hovermann: Satzergänzungen für Erwachsene. © 2024 Hogrefe Verlag, Göttingen.

Abbildung 2: Auszug aus der „Version für Klient:innen“

Einzelne Kategorien. Diese Version enthält alle Satzanfänge seitenweise nach Kategorien und Nummern sortiert und mit ausreichend Platz für Notizen. Damit ist es möglich, nur Satzergänzungen aus einzelnen Kategorien auszudrucken und gemeinsam mit Ihren Klient:innen zu bearbeiten oder ihnen diese als (therapeutische) Hausaufgabe mitzugeben (vgl. Abbildung 3).

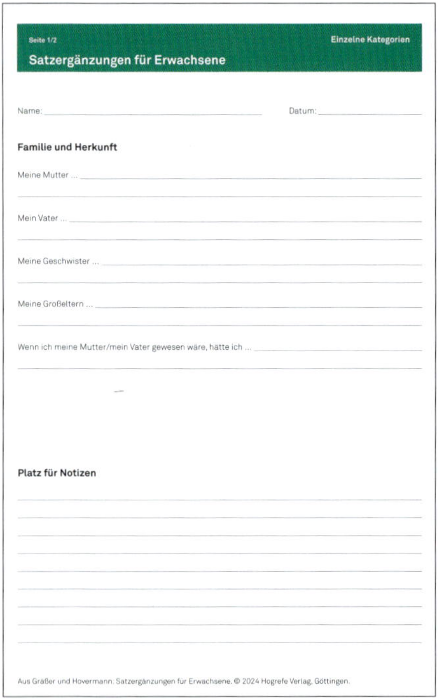

Seite 1/2 — Einzelne Kategorien

Satzergänzungen für Erwachsene

Name: ______________ Datum: ______________

Familie und Herkunft

Meine Mutter … ______________

Mein Vater … ______________

Meine Geschwister … ______________

Meine Großeltern … ______________

Wenn ich meine Mutter/mein Vater gewesen wäre, hätte ich … ______________

Platz für Notizen

Abbildung 3: Auszug aus dem Material „Einzelne Kategorien“

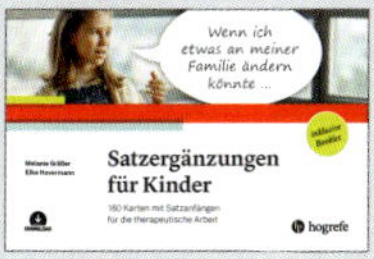

M. Gräßer / E. Hovermann

Satzergänzungen für Kinder

160 Karten mit Satzanfängen für die therapeutische Arbeit

Die 160 Karten mit Satzanfängen ermöglichen Einblicke in neue, bisher nicht berichtete Themen von Kindern und Jugendlichen im Alter von 5 bis 13 Jahren. Das Kartenset ist damit der ideale Begleiter für die Diagnostik und den weiteren Therapieverlauf.

2024, Kartenbox mit 160 Karten und 44-seitigem Booklet, inkl. Online-Materialien, € 36,95 (DE) / € 38,00 (AT) / CHF 48.90, ISBN 978-3-8017-3274-5

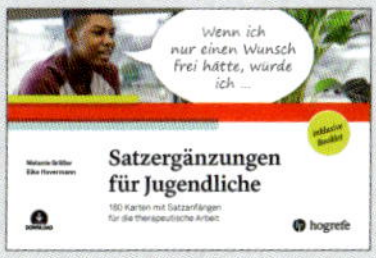

M. Gräßer / E. Hovermann

Satzergänzungen für Jugendliche

180 Karten mit Satzanfängen für die therapeutische Arbeit

180 Karten mit Satzanfängen geben Einblicke in Themen, die Jugendliche im Alter von 12 bis 18 Jahren häufig nicht von sich aus berichten. Die dadurch gewonnenen Erkenntnisse bereichern die Diagnostik und weitere Therapie mit Jugendlichen.

2024, Kartenbox mit 180 Karten und 44-seitigem Booklet, inkl. Online-Materialien, € 39,95 (DE) / € 41,10 (AT) / CHF 52.50, ISBN 978-3-8017-3275-2

hogrefe

Hogrefe Verlagsgruppe

Göttingen · Bern · Wien · Oxford · Paris
Boston · Amsterdam · Prag · Florenz
Kopenhagen · Stockholm · Helsinki · Oslo
Madrid · Barcelona · Sevilla · Bilbao
Saragossa · São Paulo · Lissabon

www.hogrefe.com